BEI GRIN MACHT SICH IHR WISSEN BEZAHLT

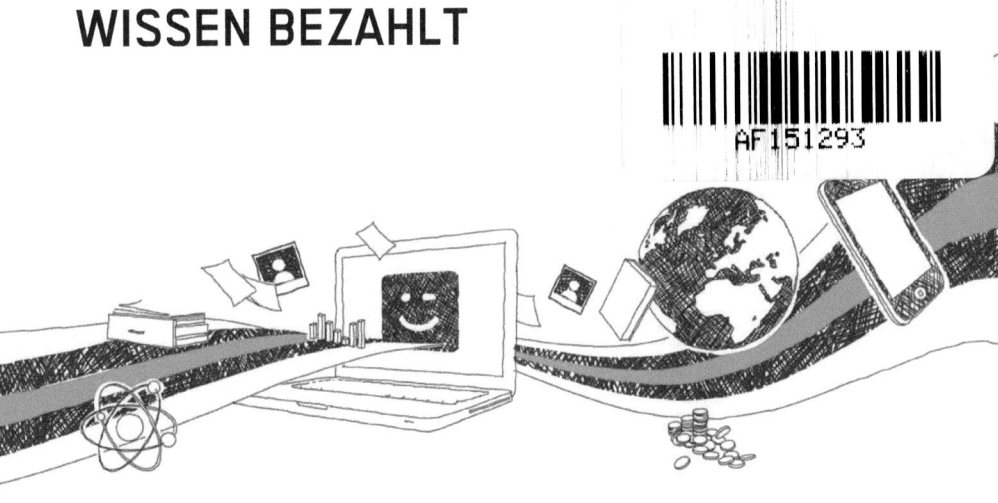

- Wir veröffentlichen Ihre Hausarbeit,
  Bachelor- und Masterarbeit

- Ihr eigenes eBook und Buch -
  weltweit in allen wichtigen Shops

- Verdienen Sie an jedem Verkauf

Jetzt bei www.GRIN.com hochladen
und kostenlos publizieren

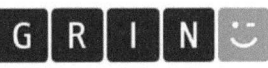

Barbara Baumann

Essstörungen - eine Übersicht

GRIN Verlag

Bibliografische Information der Deutschen Nationalbibliothek:

Die Deutsche Bibliothek verzeichnet diese Publikation in der Deutschen National-
bibliografie; detaillierte bibliografische Daten sind im Internet über http://dnb.d-
nb.de/ abrufbar.

Impressum:

Copyright © 2009 GRIN Verlag GmbH
Druck und Bindung: Books on Demand GmbH, Norderstedt Germany
ISBN: 978-3-640-37377-2

Dieses Buch bei GRIN:

http://www.grin.com/de/e-book/130904/essstoerungen-eine-uebersicht

GRIN - Your knowledge has value

Der GRIN Verlag publiziert seit 1998 wissenschaftliche Arbeiten von Studenten, Hochschullehrern und anderen Akademikern als eBook und gedrucktes Buch. Die Verlagswebsite www.grin.com ist die ideale Plattform zur Veröffentlichung von Hausarbeiten, Abschlussarbeiten, wissenschaftlichen Aufsätzen, Dissertationen und Fachbüchern.

Besuchen Sie uns im Internet:

http://www.grin.com/

http://www.facebook.com/grincom

http://www.twitter.com/grin_com

Essstörungen

von Mag. Barbara Baumann

Einleitung

Essstörungen sind keine Modeerscheinungen mehr, sondern zählen zu ernsthaften Erkrankungen und werden gerade in unserer heutigen Wohlstandsgesellschaft für viele zum Verhängnis.

Doch was ist der Grund, was sind die Ursachen und Auslöser? Gesellschaftlicher Einfluss, Perfektionismus, Schönheit, Macht und Anerkennung beherrschen und dirigieren unser Leben. Der reale Alltag tendiert immer mehr zu einer Scheinwelt. Aus Zufriedenheit, Wohlbefinden und Lebenslust entwickeln sich allmählich Stress, Unbehagen und Selbstkritik, was zu fatalen Folgen führen kann.

Der Fluchtweg in eine Essstörung ist von hier nicht weit entfernt. Allerdings verhilft diese nicht zur Bewältigung der Probleme, sondern stellt ein weiteres Problem dar. Aber dem noch nicht genug! Zusätzlich gibt es noch unzählige, weitere Hilfsmittel zur individuellen Befriedigung und Seligkeit, sei es in Form von Diäten, Nahrungsergänzungsmitteln oder auch exzessiver, körperlicher Verausgabung.

Der klar erkennbare Wandel zu einem schlanken und makellosen Körper und dessen unmittelbare Gleichsetzung mit Schönheit und Perfektionismus stehen im Vordergrund, unabhängig von Alter, Geschlecht oder sozialem Umfeld.

Leistungsdruck, Konkurrenzdenken und das Streben nach zwanghafter Anerkennung führen in nahezu allen Gesellschaftsschichten heutzutage fast automatisch dazu, seinen Körper und seine Seele dem Ziel „weniger Gewicht = höherer Status" unterzuordnen. Triumph, Lob und Prestige um jeden Preis!

1. Essstörungen

1.1 Definition

Essstörungen sind psychosomatische bzw. psychiatrische Erkrankungen, die durch Störungen der Nahrungsaufnahme bzw. des Körpergewichts gekennzeichnet sind, mit meist ernsthaften und langfristigen Gesundheitsschäden. Essstörungen sind keine Ernährungsstörungen, die durch "richtiges" Essen gelöst werden können, kein Schlankheitstick, keine Pubertäts- oder Lebenskrise, sie haben mit einer gestörten Persönlichkeitsentwicklung zu tun. Der eigene Körper wird ständig abgelehnt, das Wohlbefinden ist abhängig vom Körpergewicht und das Urteil der Außenwelt bestimmt die Selbstachtung.

Die gelebte Symptomatik zeigt das Ausmaß der inneren Not der Betroffenen und weist auf die eigene Unfähigkeit hin, mit dem Leben und seinen täglichen Anforderungen und Konfrontationen fertig zu werden. Durch das gestörte Essverhalten wird versucht, Lösungen bzw. Auswege für tiefer liegende seelische Probleme, Ablehnung oder Ersatz für verdrängte Gefühle und Bedürfnisse zu finden. Das Gefühl, sich über Essen bzw. über Hungern Befriedigung zu verschaffen, führt zur schnellen Erleichterung und zu einem Erleben von Sicherheit, Selbständigkeit und Unabhängigkeit. Dadurch bekommt die Essstörung eine Eigendynamik und gerät außer Kontrolle, gefolgt von Verweigerung der Nahrungsaufnahme oder wahllosem In- sich- Hineinstopfen.

Das Leben der Betroffenen kreist ständig um das Essen bzw. das Nicht-Essen, der Umgang mit Nahrung und Körpergewicht wird immer zwanghafter und beherrschender. Schritt für Schritt wird alles andere unwichtig und nebensächlich. Unbeschwertes Genießen, gesunder Appetit und Hunger sind nicht mehr möglich. Essen ist verbunden mit Scham- und Schuldgefühlen, der Angst zuzunehmen und dem Empfinden, zu versagen. Nicht-Essen dagegen bedeutet Stolz, Stärke   und Macht. Das Essen ist vom Lebensmittel zum Lebensinhalt geworden.

Jeder Mensch hat sein ganz individuelles Normalgewicht und individuelle Proportionen. Jedoch die Definition von "normal" ist oft am Schwierigsten und das Essverhalten eines Menschen ist ein deutliches Signal dafür, wie es um sein seelisches Wohlbefinden bestellt ist:

„Normales" Essen bzw. Essverhalten bedeutet das zu essen, was man essen will. Dies schließt erworbene Gewohnheiten, persönliche Vorlieben und soziale Verhältnisse mit ein. Ein ausgeglichener, entspannter und selbstbewusster Mensch isst gerne lustvoll, ohne schlechtes Gewissen und beendet seine Mahlzeit, wenn er angenehm satt und zufrieden ist.

Gezügeltes bzw. „Abnormales" Essen bedeutet, bewusst und gezwungen nicht das zu essen, was man essen will. Einerseits aus Gründen akuter oder chronischer Krankheit, wie z.B. Diabetes oder Hypertonie, andererseits um seelische Probleme, Stress, Frust oder Ärger zu bewältigen. Schließlich wird das einzige Objekt, das immer verfügbar und willig ist, der eigene Körper, zum Schlachtfeld!

1.2 Wer ist davon betroffen?

Früher wurde angenommen, dass Essstörungen als typisch weiblicher Schlankheitswahn galten, der nur pubertierende Mädchen im Teenager-Alter und junge Frauen betraf. Heute stellt das gestörte Essverhalten ein zunehmendes, ernstes Gesundheitsproblem dar, vor allem in der westlichen Überflussgesellschaft, und die Zahl der Erkrankungen ist in den letzten Jahren stark gestiegen, unabhängig von Geschlecht und Alter. Nahrung, Körper und Gewicht sind Themen, die bei Frauen und Männern starke Verunsicherung und Selbstzweifel hervorrufen. Die Betroffenen fühlen sich ausgeliefert, haben eine gestörte Körperwahrnehmung, einen sehr hohen Perfektionsanspruch an sich und ihren eigenen Körper, geringes Selbstwertgefühl und wenig Selbstvertrauen.

Manche Personen wie z.B. Athleten, Tänzer, Schauspieler oder Models, bei denen zusätzlich die körperliche Erscheinung beruflich eine Rolle spielt, sind besonders empfänglich, denn der Sport, Leistungswille und gesellschaftliche Druck sind oft die Auslöser der Abmagerung.

Essstörungen sind in jedem Fall mit einer massiven Reduktion von Lebensqualität verbunden und behindern die Betroffenen in ihrer ganzheitlichen Entwicklung. Der Druck und Zwang, die Nahrungsaufnahme und damit den Körper zu manipulieren, steigt unkontrolliert an. Vordergründiges Ziel ist die Gewichtsabnahme bzw. Körperbeherrschung. Unbewusst wird dabei versucht, innere Konflikte, hoffnungslos erscheinende Schwierigkeiten, belastende Gefühle sowie Stress oder Kummer zu bewältigen und somit vor einer eigenverantwortlichen, konstruktiven Herangehensweise zu flüchten.

Viele Menschen schämen sich häufig für dieses Verhalten und verstecken die Störung vor anderen, so dass anfangs Freunde, Familie und Partner ahnungslos sind. Diese Heimlichkeit ist eine zusätzliche große Belastung und führt dazu, die Krankheit hinzunehmen und zu akzeptieren, auf äußere Unterstützung und Hilfe zu verzichten und sich immer mehr vom sozialen Umfeld zurückzuziehen.

In Österreich geht man von über 200.000 Betroffenen aus, die zumindest einmal in ihrem Leben an einer Essstörung erkranken, wobei die Dunkelziffer noch um einiges höher liegen dürfte. Allein in Wien besteht für mehr als 2.000 Mädchen und rund 100 Burschen ein akutes Risiko, an Magersucht oder Bulimie zu erkranken. Bei den stationären Spitalsaufenthalten in Österreich ist eine deutliche Zunahme aufgrund von Essstörungen festzustellen. Im Jahr 1989 wurden 269 Personen (89% der Aufenthalte betrafen Frauen) registriert, im Jahr 2000 waren es 1.471 Spitalsaufenthalte.[1]

---

[1] Vgl.
http://www.essstoerungshotline.at/allgemeines/Zahlen_Daten_Fakten/Häufigkeit.html

1.3 Ursachen und Auslöser

Die Ursachen sind sehr vielfältig, individuell verschieden und finden sich im persönlichen, familiären, sozialen und biologischen Bereich. Viele Faktoren kommen zusammen, wenn ein Mensch eine Essstörung entwickelt, eine alles erklärende Ursache gibt es nicht.

1.3.1 Genetik

Wissenschaftliche Untersuchungen haben gezeigt, dass Essstörungen zwar keine rein erblichen Krankheiten sind, die Möglichkeit von begünstigenden Faktoren dennoch berücksichtigt werden muss. Beim Essen bzw. Fasten kommt es zur Aktivierung von bestimmten Belohnungszentren im Gehirn, die auch bei anderen Suchterkrankungen, wie Alkoholismus oder Drogenabhängigkeit, eine Rolle spielen und dadurch Zusammenhänge mit genetischen Einflüssen entstehen können. Neben den Erbanlagen sind auch Fehlfunktionen in den Belohnungsschaltkreisen des Gehirns verantwortlich, d.h. die Betroffenen sind zwar unfähig, Essen zu genießen, erleben aber Hunger wie einen Rausch bzw. verknüpfen die Nahrungsverweigerung mit einem Lustgefühl.

Durch Analysen der DNA von 1167 Erkrankten gelang es einem Team um Walter Kaye, Direktor der Klinik für Essstörungen an der University of California in San Diego, den Sitz der ausschlaggebenden Gene auf einen bestimmten Abschnitt einzugrenzen. In Tierversuchen testen sie derzeit ein Präparat, das einen bestimmten Rezeptortyp an den Nervenzellen blockiert, der auf die Wirkung des Hirnbotenstoffs Serotonin anspricht. Auf diese Weise sollen das neuronale Belohnungszentrum und damit der Appetit angeregt werden.[2]

---

[2] Vgl. Magazin Gehirn&Geist, 22.10.2008

1.3.2 Wichtige biologische Faktoren

Der Hypothalamus ist für die Hunger- und Sättigungsregulation im Körper verantwortlich und kann beispielsweise durch frühkindliche Hirnschädigungen bzw. Geburtstraumata gestört werden, sodass verschiedene Hormone nicht mehr an die Nahrungsaufnahme gekoppelt ausgeschüttet werden können. Diese Dysfunktionen der Hormonherstellung führen nachfolgend zu Appetitlosigkeit oder zu Überessen und Heißhunger.

1.3.3 Sozial-psychische Faktoren

Das familiäre Umfeld kann die biologische Entwicklung beeinflussen und die Entstehung von Essstörungen begünstigen, was sich auch auf das Sozialverhalten der Kinder auswirken kann.

In sogenannten „Bilderbuchfamilien", die nach außen hin perfekt wirken, jedoch Konflikte und Emotionen lediglich totschweigen und durch Vermeidung von Konfrontation zu erheblichem Realitätsverlust einerseits und zu selbstzerstörerischem Verhalten andererseits führen können. Dieses scheinbare Zusammengehörigkeitsgefühl verhindert jede Art von gesunder Individualität und die heranwachsenden Kinder können sich innerhalb der Familie nicht entfalten und selbständig werden. Durch die Flucht in eine Essstörung glauben viele, eine Grenze zwischen Anpassung und Autonomie zu finden, ohne die Regeln zu brechen oder die Erwartungen der Angehörigen zu enttäuschen.

Eine weitere Voraussetzung für Entwicklungsstörungen stellen Eltern mit einem übertriebenen Interesse für Schönheit, Körper und Erfolg dar. Häufig hat die Umgebung genaue Vorstellungen von der Karriere für Tochter oder Sohn, oft auch um eigene unerfüllte Träume zu verwirklichen. Werte wie Ordnung, Moral, Pflicht und Leistung spielen eine große Rolle in der Familie, was zusätzlich durch gezügeltes Essverhalten bzw. Verbote an ungesunden Nahrungsmitteln verstärkt wird. Die Betroffenen sehnen sich insgeheim nach Anerkennung und leiden unter der Vorstellung, sich Liebe und Zuwendung verdienen und die Erwartungen anderer erfüllen zu müssen.

Aber auch unsichere Familienumstände, d.h. sexuelle, emotionale oder körperliche Gewalt, Vernachlässigung sowie Hänseleien wegen des Körperbaues stellen ein deutliches Risiko dar. Es findet sich kein Platz für scheinbar überflüssige Dinge wie Liebe, Zusammenhalt und Vertrauen.

Diese oft jahrelang unterdrückten Gefühle und Wünsche können auch dazuführen, dass die Auswirkungen nicht in der Kindheit, sondern erst später im Leben auftreten, wenn existentielle Schwierigkeiten oder besondere Belastungsfaktoren hinzukommen und dadurch die Gefahr besteht, sich in eine Essstörung zurückzuziehen.

1.3.4 Persönlichkeitsspezifische Faktoren

Als Hauptkonflikt bei Essstörungen wird die Suche nach der eigenen Identität angesehen. Häufig ist sie begleitet von langjährigen inneren Kämpfen zwischen Abhängigkeit und Selbstbestimmung. Anfangs innerhalb der Familie, später in Beziehungen zu Partnern und im öffentlich-gesellschaftlichen Leben.

Essgestörte haben meist ein äußerst instabiles Selbstwertgefühl, große Selbstzweifel und eine niedrige Kompetenz, eigene Wünsche zu äußern und durchzusetzen. Der Druck unter Gleichaltrigen, nicht zu bewältigende Probleme in der Arbeit oder auch der Konkurrenzkampf können leicht zu Verunsicherung und Unbehagen führen. Sie erhoffen sich Liebe und Anerkennung durch Leistung bzw. Anpassung zu verdienen. Positive Kommentare und Zusprüche von anderen werden ignoriert und Ziele, die erreicht wurden, sind nie gut genug, werden entweder konsequent verleugnet oder durch neue, höhere ersetzt.

Die Akzeptanz gegenüber dem eigenen Körper wird abgelehnt und die Sucht ist das einzige, worauf sie sich verlassen können, denn nur hier erleben sie eine Befriedigung von Macht und Kontrolle über ihr eigenes Leben.

1.3.5 Gesellschaft

Als weitere Ursache für die Zunahme an gestörten Essverhältnissen in den letzten Jahren gelten besonders gesellschaftliche Faktoren. Durch den Einfluss der Medien erhalten gesunde Ernährung, genormte Körperideale und sportliche Aktivität immer größere Aufmerksamkeit. Der perfekte Körper ist mittlerweile zum Statussymbol geworden und Schlankheit wird dabei immer wieder mit Attraktivität, beruflichem und privatem Erfolg, Anerkennung und Glück gleichgesetzt.

Viel Geld und Energie wird aufgebracht, um die eigene Fassade zu optimieren und so dem vorgegebenen Schönheitsprofil zu entsprechen. Durch Hungern, Diäten, Einnahme von Nahrungsergänzungsmitteln und Missbrauch von Medikamenten, beispielsweise Appetitzüglern und Abführmitteln sowie exzessiven Sport und chirurgischen Eingriffen wird gegen den scheinbar unvollkommenen Körper gekämpft. Da bleibt nicht mehr viel Zeit übrig, um über die Folgen und Gefahren nachzudenken und auf eigene Gefühle und individuelle Bedürfnisse zu achten.

Immer häufiger betrifft es auch ältere Frauen, was unter anderem auf die Vorbildwirkung von Stars wie Madonna, Sharon Stone, Jane Fonda und deren Kolleginnen zurückführt. Durch die glamourösen Auftritte der „Celebrities" mit ihren scheinbar makellosen, trainierten Körpern, kombiniert mit ihrer zeitlos jugendlichen Ausstrahlung, führen dazu, dass Frauen eine unrealistische Vorstellung entwickeln, wie sie im fortschreitenden Alter dem natürlichem Lauf entsprechend auszusehen hätten - ohne Zwangsdiäten, operative Ausbesserungen und Personal Trainer. In der heutigen Zeit geht es nicht mehr darum, würdevoll zu altern, sondern ein Leben lang jung, schlank und fit zu bleiben. Das Älterwerden wird scheinbar zur Qual. Da es jedoch bis jetzt noch nicht möglich ist, den biologischen Lauf zu verlangsamen bzw. aufzuhalten, wird zumindest versucht, die äußeren Spuren zu verbessern und zu beseitigen.

1.3.6 Einstiegsdroge Diät

Erfolgsversprechende Illustrationen, Reportagen über glückliche Diät-Anwender sowie das breite Offert an verlockenden Möglichkeiten zur Gewichtsreduktion kann für viele leicht zum Verhängnis werden. Die Gefahr besteht im Stress, der bei jeder Diät entsteht und eine vermehrte Ausschüttung von Endorphinen bewirkt. Diese im Gehirn gebildeten Schmerzkiller verscheuchen Depressionen und lindern den Stress, und sobald der Körper gelernt hat, dass er durch Hunger Endorphine erzeugen kann, besteht Suchtgefahr.

Diäten bringen ein zweites heimtückisches Risiko mit sich: Fast jeder hat im Laufe der Zeit schon mindestens eine Variante zur Gewichtsabnahme ausprobiert. Mit Erfolg? Oder aufgrund ausbleibenden, erhofften Resultaten und Durchhaltevermögen doch frühzeitig abgebrochen?

Wenn der Grundumsatz und die Energiezufuhr wieder steigt bzw. normalisiert wird, kommt die erschreckende Wahrheit ans Licht: Der gefürchtete „Jojo-Effekt", d.h. doppelt so viel Gewicht auf der Waage vorzufinden als zu Beginn der Diät. Nun beginnt der Teufelskreis von vorne. Die überflüssigen Kilos müssen wieder hart abtrainiert oder durch einen neuen Versuch, sich einer weiteren erfolgsbringenden Abmagerungskur zu unterziehen, beseitigt werden. Doch der Körper und die Psyche machen hierbei nicht immer mit.

2. Formen der Essstörung

Die bekanntesten und häufigsten Essstörungen sind die Magersucht (Anorexia Nervosa), die Ess-Brech-Sucht (Bulimia nervosa) und die Ess-Sucht (Binge-Eating-Disorder). Die einzelnen Erkrankungsbilder sind nicht klar gegeneinander abgrenzbar. Oft wechseln die Betroffenen von einer Form zur anderen und die Merkmale gehen ineinander über und vermischen sich. Zentral bleiben bei allen Essstörungen die Themen Körper, Gewicht und Ernährung.

2.1 Magersucht (Anorexia Nervosa)

Wörtlich übersetzt bedeutet „Anorexie" Appetitverlust oder -verminderung, der Zusatz "nervosa" weist auf die psychischen Ursachen der Essstörung hin. Magersucht ist die häufigste und zugleich bedrohlichste Essstörung und tritt vor allem im Alter zwischen 14 und 18 Jahren auf, allerdings gibt es bereits Ersterkrankungen vor dem 10. und nach dem 25. Lebensjahr. Generell sind mehr Frauen davon betroffen, jedoch hat im Laufe der letzten Jahre auch die Zahl an erkrankten Männern zugenommen.

Zentrales Thema der Krankheit ist die Störung der Körperwahrnehmung der Betroffenen, die sich selbst bei fataler Gewichtsabnahme und objektiver Schlankheit als zu dick wahrnehmen und meistens nicht erkennen, dass sie bereits untergewichtig sind.

Bei dem Versuch, ständig Gewicht zu verlieren, vermeiden viele sogar vollständig die Nahrungsaufnahme bzw. kalorienreiche Nahrung, was im Extremfall bis zum Tode führen kann. Magersüchtige werden als leistungsorientierte, perfektionistische Persönlichkeiten mit einem ausgeprägten Harmoniebedürfnis beschrieben. Sie setzen sehr hohe Ansprüche an sich selbst, genießen den Triumph, ihren Körper „unter Kontrolle" zu haben und sehen in der Gewichtsabnahme eine Bestätigung ihrer Leistungen. Gleichzeitig leiden sie unter einem schwachen Selbstwertgefühl, es fällt ihnen schwer, über ihre Gefühle zu sprechen, sich selbst zu akzeptieren und aus sich heraus zu gehen.

2.2 Bulimie (Bulimia nervosa)

Bulimie ist durch wiederholte Episoden von Fressattacken und unkontrolliertem Verschlingen großer Nahrungsmengen in einer bestimmten Zeitspanne gekennzeichnet und betrifft Patienten im Durchschnitt zw. dem 18. und 35. Lebensjahr. Die Dimension der Nahrungszufuhr ist hier erheblich größer, als die Menge, die die meisten Menschen in einem vergleichbaren Zeitraum und unter vergleichbaren Bedingungen essen würden. Täglich werden bis zu 50.000Kcal verschlungen, ohne reale Wahrnehmung, ohne Geruchs- und Geschmackssinn, ohne Sättigungsgefühl, ohne Gefühl, weder mit dem Essen aufhören zu können, noch eine Kontrolle über Art und Menge der Nahrung zu haben. Um eine Gewichtszunahme zu verhindern, wird versucht, die exzessive Kalorienaufnahme wieder auszugleichen, dabei werden zwei verschiedene Krankheitsbilder unterschieden:

„Purging-Typ": Hier führen die Fressanfälle zum Missbrauch von Medikamenten wie Abführmitteln bzw. Appetitzüglern und zum Erbrechen aufgrund schlechtem Gewissen und der Angst vor einer Gewichtszunahme. Diese Attacken können von 1 bis 2 Mal pro Woche bis hin zu 20 mal pro Tag geschehen.
„Nicht-Purging-Typ": Hier steht nicht das Erbrechen bzw. die Verwendung von Arzneimitteln im Vordergrund. Der zugeführte Nahrungsüberschuss wird durch andere unangemessene Kompensationsmaßnahmen ausgeglichen, wie beispielsweise Fasten oder übermäßige körperliche Betätigung.

Unabhängig vom Verhaltens-Typ haben die Betroffenen ihr Leben äußerlich scheinbar gut im Griff, können unter-, normal- oder auch übergewichtig sein. Sie leiden jedoch an einer inneren Zerrissenheit, haben meist ein sehr schlankes Körperideal und das Körpergewicht bewirkt einen übermäßigen Einfluss auf ihr Selbstbewusstsein. Sie besitzen ein tiefes Schamgefühl nach einer Fress-Brechattacke, was ein wesentlicher Grund ist, dass die Erkrankung vor der Familie bzw. den besten Freunden verheimlicht wird, wodurch es den Angehörigen schwer fällt, die Krankheit zu bemerken.

2.3 Ess-Sucht (Binge-Eating-Disorder)

Wie bei Bulimie äußert sich Binge-Eating-Disorder durch wiederholte Heißhungerattacken und Fressanfälle von extremen Mengen an Nahrung innerhalb kurzer Zeit, allerdings ohne anschließendes Erbrechen.   Die Betroffenen, meist Personen zwischen dem 20. und 30. sowie 45. und 55. Lebensjahr, essen in Hast und Eile, ohne körperliches Hungergefühl bis hin zu einem unangenehmen Völlegefühl. Sie leiden oft zusätzlich an psychischen Problemen wie Depressionen und Persönlichkeitsstörungen oder auch Antriebsschwierigkeiten und Lustlosigkeit.

Das Essen verleiht ihnen einen gewissen Komfort und verhilft ihnen, Probleme und Stress zu vergessen und sich für kurze Zeit durch die „Köstlichkeiten" wieder am Leben zu erfreuen. Allerdings wird dieser Kontrollverlust während der Fressanfälle schnell von Ekel- und Schuldgefühlen eingeholt. Die Erkrankten ziehen sich darum häufig zurück, leben ihre Essattacken im Verborgenen aus und können ihre Sucht häufig vor Familie und Freunden gut verstecken.

Wie bei allen Essstörungen verlagert sich auch hier die Aufmerksamkeit letztendlich auf den eigenen Körper und das Gewicht. Im Gegensatz zur Anorexie kommt es aber häufig zum Übergewicht, das von wesentlichen gesundheitlichen Komplikationen bis zum Tod führen kann.

2.4 Atypische Essstörungen

Diese Formen der Essstörung sind möglicherweise genauso häufig wie Anorexie und Bulimie, da sich die Forschung aber bisher weniger dafür interessiert und damit auseinandergesetzt hat, werden sie seltener diagnostiziert. Dennoch hat sich im Laufe der Zeit eine Reihe von Zwischenformen bzw. problematischen Zusammenhängen mit dem Essverhalten entwickelt, die sich nicht in eine „offizielle" Kategorie einordnen lassen.

Typische Beispiele hierfür wären: Diätfanatiker, Adipositas, Orthorexia nervosa, Frust/Trostessen, psychisch bedingter Appetitverlust sowie Anorexia athletica.

3. Gesundheitliche Auswirkungen von Essstörungen

Essstörungen sind schwerwiegende und ernst zu nehmende Krankheiten, die für die Betroffenen ein erhebliches physisches, psychisches und soziales Risiko darstellen und chronische, lebensbedrohende, körperliche Schäden mit sich bringen können. Essstörungen können einen sehr unterschiedlichen Verlauf nehmen. Je kürzer die Krankheitsdauer und je weniger ausgeprägt die Begleiterkrankungen, desto besser sind die Heilungschancen. Etwa 25 % der Betroffenen überwinden ihre Erkrankung nach einer rechtzeitig eingeleiteten und konsequent durchgehaltenen Therapie vollständig, aber bei vielen ist mit wiederholten Rückfällen in alte Gewohnheiten zu rechnen – durch zwanghafte Verhaltensweisen oder latente Essstörungen bis hin zu späteren schweren psychiatrischen Erkrankungen. Bis zu 20 % der Erkrankten sterben an den Folgen der extremen Unterernährung, Herz-, Lungen- oder Nierenversagen aber auch durch selbstschädigendes Verhalten.[3]

3.1 Physische Auswirkungen

- eingeschränkte Geschlechtsentwicklung, Wachstumsverzögerungen
- verminderte Knochendichte, erhöhte Knochenbruchgefahr
- bei Frauen Störung des Hormonhaushaltes bis zum Ausbleiben der Menstruation, im Extremfall Unfruchtbarkeit; bei Männern Impotenz
- Schädigung innerer Organe, Magen- und Darmbeschwerden
- Herz-Kreislaufstörungen, Herzrhythmusstörungen bis hin zum Herzstillstand
- Störung des inneren biologischen Gleichgewichtes
- Reduzierte Hormonbildung, Verlust an sexuellem Verlangen
- Vitaminmangel, Elektrolytstörungen
- Speiseröhrenentzündung und Zahnschmelzerosionen
- Schlafstörungen, Schwäche, Müdigkeit
- Haarausfall, trockene Haut, kalte Hände

---

[3] Vgl. Gesundheit heute, Wissenschaftliche Verlagsgesellschaft mbH, 04.03.2008

3.2 Psychische Auswirkungen

- Depressionen, Ängste, Selbstverletzungen
- Medikamentenmissbrauch, Alkoholabhängigkeit
- verminderte Konzentrations- und Auffassungsfähigkeit
- zwanghaftes Leistungsdenken und intensives Lernen
- Entscheidungsschwierigkeiten
- Teilnahmslosigkeit, Lustlosigkeit
- Erregbarkeit, Wut, Nervosität, Gereiztheit, Labilität
- Gedanken kreisen sich nur mehr um Figur, Gewicht und Essen
- zwanghafter Bewegungsdrang
- Leere, Verzweiflung, Ohnmacht, Hilflosigkeit
- Selbstmordgedanken und -versuche

3.3 Soziale Auswirkungen

- verändertes Sozialverhalten, sozialer Rückzug
- Einsamkeit, Isolation
- Verlust von Freundschaften
- Persönlichkeitsstörungen, Verhaltensstörungen
- Unfähigkeit, Vergnügen zu empfinden
- Unfähigkeit, weiter eine Schulausbildung oder Berufstätigkeit auszuüben

3.4 Wie kann Hilfe geleistet werden?

Das Hauptproblem ist nicht die Heilung selbst, sondern dass sich die meisten Betroffenen nicht im Klaren über ihre Krankheit und deren Auswirkungen sind bzw. die Erkrankung gar nicht als solche ansehen und eingestehen wollen. Es scheint möglich, sich zunächst durchaus wohl fühlen zu können und alles im „Griff" zu haben.

Die erste und schwierigste Hürde ist, sich klarzumachen, dass man wirklich krank ist und durch die Essstörung der Körper, die Zukunft und das Leben aufs Spiel gesetzt wird. Und vor allem, dass es Hilfe gibt, dass man sich nicht schämen muss und nicht alleine dafür verantwortlich ist.

Essstörungen können behandelt werden. Umso früher man erkennt, dass die Flucht in die Krankheit nicht die Lösung der Probleme ist, sondern selber das Problem darstellt und Hilfe angenommen wird, umso besser sind die Chancen, sie zu überwinden. Wichtigste gesundheitsfördernde Voraussetzung ist der Wille, sich der eigenen Krankheit bewusst zu stellen, eine Unterstützung von außen anzunehmen und Vertrauen aufzubauen. Ein offenes und ehrliches Gespräch mit einer vertrauten Person kann der erste Schritt in Richtung Besserung sein.

Angehörige und Freunde sollten wissen, dass es wenig Sinn hat, Betroffene zur Beratung und Behandlung zu zwingen bzw. ihnen mit einem Spitalsaufenthalt zu drohen. Der Weg bis dahin erfordert ohnehin eine Menge an Kraft, Überwindung und Auseinandersetzung mit der eigenen Person und dem eigenen Körper. Wenn dieser erste Schritt überwunden ist, fällt es den Betroffenen auch leichter, Hilfe von Außenstehenden zu akzeptieren.

Im Laufe der letzen Jahre hat sich ein breites Angebot mit speziellen Konzepten an Hilfsmöglichkeiten für Essgestörte etabliert. In fast jeder Stadt gibt es inzwischen Beratungsstellen für Essstörungen und Spezialabteilungen in psychosomatischen Kliniken und Suchtkliniken, freie Praxen sowie Selbsthilfegruppen.

Der Heilungsprozess zeigt sich in kleinen, positiven Schritten: Das Leben dreht sich nicht mehr ausschließlich um Essen oder Nicht-Essen. Das Selbstwertgefühl hat sich so weit stabilisiert, dass es nicht mehr allein vom Körpergewicht abhängig ist, verbunden mit dem Wiedererlernen und Wiederaufnehmen einer regelmäßigen Ernährung und dem Abbau der begleitenden Fehlüberzeugungen. Aber vor allem das eigene Ich wieder zu akzeptieren, die gesunde Persönlichkeitsentwicklung mit all ihrer Lebensfreude und Genussfähigkeit erneut schätzen und lieben lernen!

4. Internationale Initiativen gegen Essstörungen

4.1 Österreich

Die Stadt Wien hat Anfang 2008 die Initiative „S-O-Ess" ins Leben gerufen. Dabei handelt es sich um ein Netzwerk mit prominenten VertreterInnen aus Mode, Werbung, Wirtschaft, Industrie und Politik. Das Motto der Initiative: „No Body Is Perfect!" Alle Beteiligten verpflichten sich, ein gesundes Frauenbild in der Öffentlichkeit zu fördern, Auftritte von Magermodels und Models unter 15 Jahren zu verbieten und erst Kollektionen ab Konfektionsgröße 34 zu führen. Unterstützt werden auch medizinische Einrichtungen und Kontakte zu Medien, um gegen die Verwendung von Bildern mit offensichtlich essgestörten Frauen zu appellieren.[4]

4.2 Deutschland

Seit Dezember 2007 setzen sich das Deutsche Bundesministerium für Gesundheit, für Bildung und Forschung gemeinsam mit diversen Vertretern der Mode und Werbeindustrie mit der Initiative „Leben hat Gewicht" gegen den Schlankheitswahn ein. Ziel ist, jungen Menschen ein positives Körperbild zu vermitteln und das Selbstwertgefühl zu stärken, indem unter anderem auf extrem magere Models auf Laufstegen und in Modekatalogen verzichtet wird.[5]

4.3 Spanien

Die Organisatoren der Madrider Modewoche „Pasarela Cibeles" haben im September 2006 in Kooperation mit der Stadtregierung in Madrid Regeln erlassen, die Models mit einem BMI unter 18,5 von der Teilnahme an den Modeschauen ausschließen. Mehrere renommierte Models empfanden die Prozedur des Wiegens als demütigend und blieben den Schauen fern.[6]

---

[4] Vgl. Fonds Soziales Wien
[5] Vgl. http://www.bmg.bund.de
[6] Vgl. http://www.spanien-abc.com/

4.4 Italien

Die Italienische Jugend- und Sportministerin Giovanna Melandri hat im Verbund mit der italienischen Modekammer und der Regierung in Rom eine nationale Grundsatzerklärung zur Selbstverpflichtung der italienischen Modeindustrie im Kampf gegen Magersucht erlassen. Die Verfügung besagt, dass Models mit einem Body-Mass-Index von unter 18,5 nicht mehr auf den Laufsteg zugelassen sind. [7]

Zusätzlich startete der italienische Starfotograf Oliviero Toscani eine Schock-Kampagne gegen Magersucht, mit dem Titel „No Anoressia". Abgebildet wurde Isabelle Caro, die seit 15 Jahren an Magersucht leidet und nur noch 31 Kilo wiegt. (siehe Abb. 1). *„Magersucht ist ein Tabuthema für die Modewelt, wie früher Aids"*, sagte Toscani, der italienischen Nachrichtenagentur Ansa. [8]

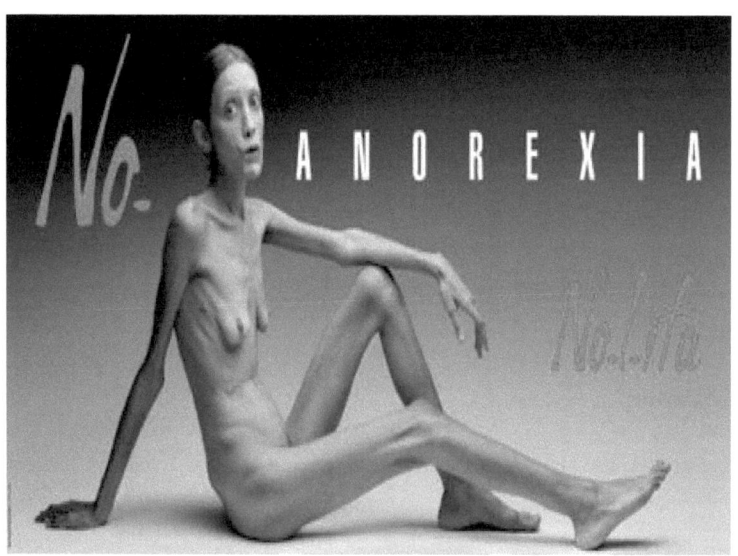

Abb.1: Kampagne von Oliviero Toscani „No Anoressia"/Model Isabelle Caro
(http://www.vienna.at/lifestyle/tp:vol:special_mode_aktuell/artikel/schock-kampagne-gegen-magersucht/cn/news-20070924-03390428)

---

[7] Vgl. http://www.spiegel.de/kultur/gesellschaft.html
[8] http://www.nzz.ch/nachrichten/panorama.html

4.5 Frankreich

Die französische Nationalversammlung hat einen Straftatbestand in die Wege geleitet, der die *„Anstiftung zur Magersucht"* erstmals in Europa unter Strafe stellen soll. Bis zu zwei Jahren Haft und Geldbußen bis 45.000 Euro soll denjenigen drohen, die *„einen Menschen dazu bringen, eine exzessive Magerkeit"* anzustreben. Im Visier haben die Abgeordneten der konservativen Regierungsmehrheit dabei auch die Werbebranche und die Medien, aber vor allem Internet-Websites, die den Schlankheitswahn verherrlichen.[9]

4.6 Großbritannien

In London wurde 2007 die Kommission „Model Health Inquiry" vom British Fashion Council gegründet, um die Gesundheit von Laufstegmodels der zweimal jährlich stattfindenden Londoner Modewoche zu untersuchen. Die Kommission, der Modelagenturen, Modedesigner, Models, Vertreter aus Mode und Medien sowie Gesundheitsexperten angehören, erarbeitete vierzehn Empfehlungen zur Verbesserung der Gesundheits- und Arbeitssituation von Fotomodels.[10]

4.7 USA

Das „Council of Fashion Designers of America" hat im Jänner 2007 ein Kommitee einberufen, das eine Reihe von Vorschlägen entwickelte, um ein gesundes Umfeld zu fördern. Die CDFA Gesundheitsinitiative erstellte u.a. die Empfehlungen, dass die Modeindustrie sensibilisiert und geschult werden soll, um Warnzeichen und Risikofaktoren für die Entwicklung einer Essstörung frühzeitig zu erkennen sowie eine professionelle Unterstützung für Models anzubieten, die bereits erkrankt sind.[11]

---

[9] Vgl. http://www.weltonline.de
[10] Vgl. http://www.modelhealthinquiry.com
[11] Vgl. http://www.cfda.com/health initiative

Literaturverzeichnis

Ahonen, Lahtinen, Sandström, Pogliani (2008): Sportmedizin und Trainingslehre. Schattauer Verlag, Stuttgart

Barb-Priebe, Schulz, Stahr (2007): Essstörungen und die Suche nach Identität: Ursachen, Entwicklungen und Behandlungsmöglichkeiten. Juventa, Weinheim

Swyter, R. (2007): Essstörungen im Sport: Einfluss des sozialen Umfeldes auf den Athleten. Vdm Verlag Dr. Müller, Saarbrücken

Alpers, S. (2007): Der Zusammenhang von Essverhaltensstörungen und Sport unter sportmedizinischen und gesundheitlichen Aspekten am Beispiel Anorexia athletica. Grin Verlag, München und Ravensburg

Leber, Zauner, Holdhaus (2007): Sport – Der Weg zum Ich: Risiko oder Chance? Lit Verlag, Münster

Roth, Flessenkemper (2005): Essen als Ersatz: Wie man den Teufelskreis durchbricht. Rowohlt Tb. Berlin

Dr. Wolf, D. (2005): Abnehmen und dabei genießen. 1. Auflage. Pal Verlag

Dr. Scheele, Dr. Wangerin (2004): Das große Gesundheits-Lexikon, ADAC Verlag, München

Langsdorff, M. (2004): Ballett – und dann? Lebensbilder von Tänzern, die nicht mehr tanzen. Fischer Verlag GmbH, Frankfurt am Main

Seyfahrt, K. (2000): SuperSchlank? Zwischen Traumfigur und Essstörungen. Kösel Verlag, München

Online-Enzyklopädie Wikipedia, http://de.wikipedia.org

Anhang

A. Body Mass Index (BMI)[12]

Der Body Mass Index ist eine Maßzahl für die Bewertung des Körpergewichts eines Menschen und ergibt sich aus:

Körpergewicht in kg dividiert durch die Körpergröße in m²

Der BMI ist ein grober Richtwert und exakte Bestimmungen sind nur begrenzt aussagefähig, denn die Statur eines Menschen, seine Zusammensetzung des Körpergewichts aus Fett- und Muskelgewebe sowie Alter und Geschlecht werden nicht miteinbezogen. Darum reicht das Gewicht alleine nicht aus, um zu bestimmen, ob jemand unter- oder übergewichtig bzw. muskulös ist.

Männer haben in der Regel einen höheren Anteil von Muskelmasse als Frauen, deshalb sind ihre BMI-Werteklassen etwas höher als bei Frauen. So liegt das Normalgewicht bei Männern im Intervall zwischen 20 bis 25, bei Frauen im Intervall zwischen 19 bis 24. (siehe Abb.3)

Einschränkungen des BMI gibt es bei Sportlern, Kinder und Jugendlichen, stillenden Müttern, kranken und alten Menschen, sehr kleinen bzw. sehr großen Menschen sowie ethnischen Unterschieden.

Besonders problematisch ist die Anwendung des BMI bei Sportlern mit einem hohen Anteil an Muskelmasse. Aufgrund der hohen Dichte und des Gewichts des Muskelgewebes erreichen diese oft BMI-Werte, die bereits in die Stufe des Übergewichts fallen. Maßgeblich für ein Übergewicht ist jedoch der Anteil des Fettgewebes, über den der BMI keine Aussage treffen kann. Bei einem hohen Muskelanteil können daher Athleten auch schon mit einem BMI ≥ 18,5 Symptome der Mangelernährung aufweisen.

---

[12] http://de.wikipedia.org/wiki/Body-Mass-Index

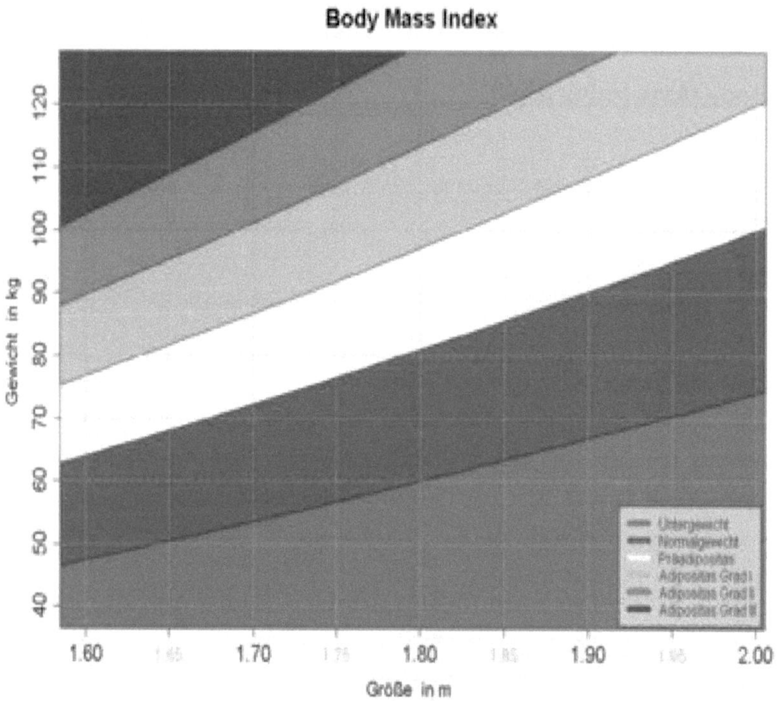

Body Mass Index

Abb. 3: BMI-Tabelle bei Erwachsenen nach dem Stand der World Health Organization 2008
(ohne Berücksichtigung der Faktoren Alter und Geschlecht)

Bei Kindern und Jugendlichen bis 18 Jahre schwankt das Verhältnis zwischen Muskel- und Knochenmasse zum Körperfettanteil im Verlauf des Wachstums stark. Außerdem ist zu beachten, dass aufgrund des unterschiedlichen biologischen Alters die BMI-Werte voneinander abweichen können und entsprechend berücksichtigt werden müssen.

Daher wird bei der Berechnung mit geschlechts- und altersabhängigen Bewertungskurven, den sogenannten „Altersperzentilen", gearbeitet. (siehe Abb.4)

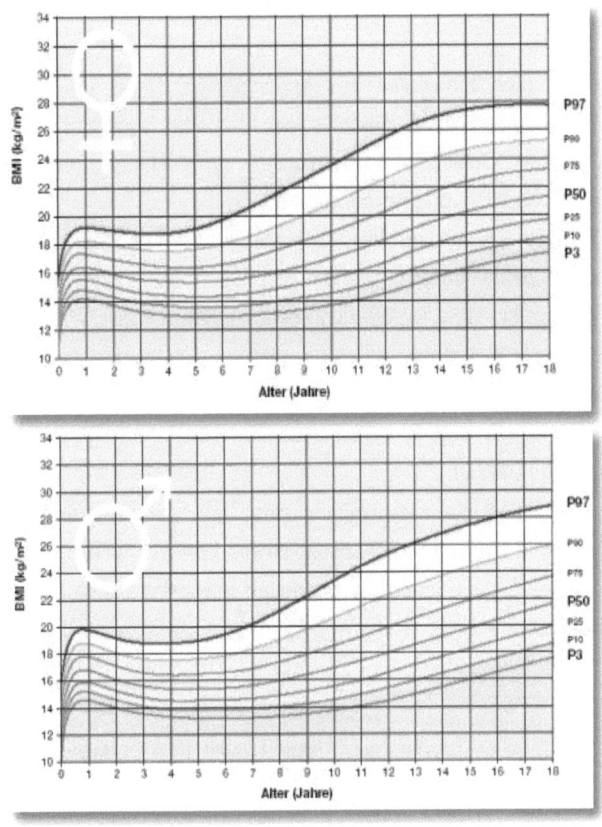

Abb.4: alters– und geschlechtsspezifische BMI-Perzentilen
der Psychotherapie in Wien[13]

Erklärung der Abb.4:

P 97 = 97. Perzentile	Starkes Übergewicht
P 90 = 90. Perzentile	Übergewicht
P 25-75 = 25.-75. Perzentile	Normalgewicht
P 10 = 10. Perzentile	Untergewicht
P 3 = 3. Perzentile	Starkes Untergewicht

[13] http://www.psychotherapiepraxis.at/surveys/test_bmi_test.phtml

B. Körperfett[14]

Der Körperfettanteil gibt den Anteil des angelagerten Fettes im Verhältnis zur Muskelmasse an und kann mittels verschiedener Methoden bestimmt werden. Einen Standard-Wert gibt es nicht, die medizinischen Empfehlungen und Normwerte hängen von Alter, Geschlecht und Körperbau ab.

Bei normalgewichtigen Frauen liegt der Fettanteil zw. 20-30% des Körpergewichts, bei Männern zw. 10-20% - lebensnotwendig, d.h. als Reserve und zum Schutz der Organe, gilt für Frauen ein Wert zw. 10-13% sowie für Männer zw. 2-5%.

Im Laufe des Lebens steigt dieser Anteil an, während die Magermasse durch den Verlust an Muskelgewebe stetig abnimmt. Bei Frauen sind Körperfettanteil und Energiereserven biologisch bedingt höher und dienen der Versorgung während der Schwangerschaft- und Stillzeit.

Sportler haben durch das intensive Training einen geringeren Anteil an Körperfett und größere Muskelmasse, d.h. durchschnittlich bis zu 40-50% niedriger. Für eine langfristige Leistungsfähigkeit liegen die optimalen Körperfettanteile für Männer bei 11-17% und Frauen bei 19-22%. (siehe Abb.5)

	Frauen			Männer			Sportler	
Alter	gut	mittel	erhöht	gut	mittel	erhöht	Frauen	Männer
20-24	22,1	25,0	29,6	14,9	19,0	23,3	18,2	10,8
25-29	22,0	25,4	29,8	16,5	20,3	24,3	18,9	12,8
30-34	22,7	26,4	30,5	18,0	21,5	25,2	19,7	14,5
35-39	24,0	27,7	31,5	19,3	22,6	26,1	21,0	16,1
40-44	25,6	29,3	32,8	20,5	23,6	26,9	22,6	17,5
45-49	27,3	30,9	34,1	21,5	24,5	27,6	24,3	18,6
50-59	29,7	33,1	36,2	22,7	25,6	28,7	26,6	19,8
> 60	30,7	34,0	37,3	23,3	26,2	29,3	27,4	20,2

Abb.5: Tabelle von Dr. Gerd Kelly, 2007[15]

---

[14] http://de.wikipedia.org/wiki/Body-Mass-Index
[15] https://www.dr-gerd-kelly.de/patientenservice/koerperfetttabelle/index.php

C. Methoden zur Körperfettmessung[16]

- Messung der Hautfaltendicke mittels Caliper (Messschieber)

- Three-Dimensional Photonic Bodyline Scanner: Dies ist eine Methode zur Messung des Körperfettanteils, wobei die Dicke von Fett- und Muskelschichten mittels Ultraschallscanners ohne Strahlenbelastung gemessen wird.

- Bioelektrische Impedanzanalyse (BIA): Im medizinischen Alltag ist neben der Messung des Körperfettanteils mit einer Körperfettpersonenwaage auch eine sog. BIA eine quantitative und doch relativ einfache Methode, den Körperfettanteil festzustellen. Mittlerweile gibt es bereits Körperfettwaagen, die Organfettanteil und Knochenmasse messen.

- Ganzkörper-DEXA-Messung: DEXA (dual energy x-ray absorptionmetry) ist eine radiologische Methode, bei der der Körper von Röntgenstrahlen abgetastet wird, die den Gehalt des Körpers an Fett, Muskelmasse und Knochen bestimmen kann. In Deutschland ist der Einsatz der Methode bei Jugendlichen gesetzlich nicht zulässig.

- Körperfett-Verteilungsmuster-Index: Der KVI ergibt sich aus dem Bauchumfang in cm² durch den Hüftumfang.

---

[16] http://de.wikipedia.org/wiki/Spezial